TRAITEMENT

DE QUELQUES

AFFECTIONS CHIRURGICALES

Par la Sudation locale

Par le Docteur

J.-E. BONNEFOY

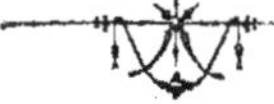

LYON

IMPRIMERIE A. WALTENER ET Cⁱᵉ

14, Rue Belle-Cordière, 14,

1882

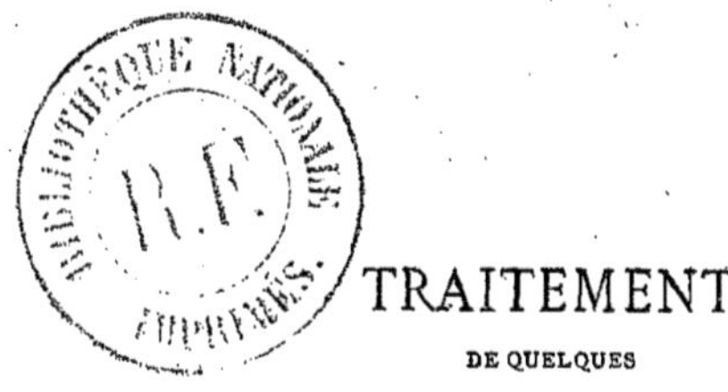

TRAITEMENT

DE QUELQUES

AFFECTIONS CHIRURGICALES

PAR LA SUDATION LOCALE

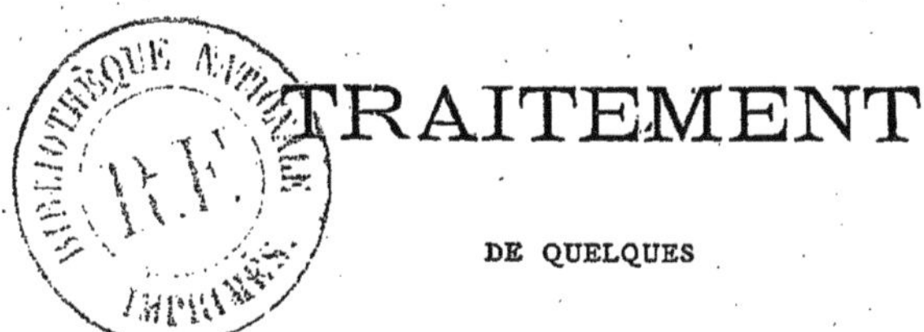

TRAITEMENT

DE QUELQUES

AFFECTIONS CHIRURGICALES

Par la Sudation locale

Par le Docteur

J.-E. BONNEFOY

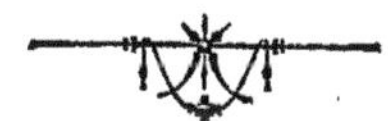

LYON

IMPRIMERIE A. WALTENER ET Cⁱᵉ

14, Rue Belle-Cordière, 14,

1882

Nous remercions avant toute chose M. Mollière d'avoir mis si obligeamment à notre disposition son service, pour nous avoir permis de faire nous-même les pansements nombreux dont nous devions étudier le mode d'action, et pour nous avoir constamment aidé de ses conseils. Nous avons pu ainsi faire avec un soin minutieux toutes les pesées qui étaient nécessaires pour donner à cette étude une rigueur scientifique. Aussi ces observations prises dans ces conditions-là, et aidées en quelque sorte par l'expérimentation, mettent-elles suffisamment en relief sans qu'il soit utile de les développer dans une partie spéciale, toutes les conclusions que nous avons simplement essayé de grouper en quelques lignes à la fin de ce court mémoire, assez important cependant par la netteté des résultats obtenus, pour légitimer sur ce point particulier de thérapeutique chirurgicale, la pratique adoptée par le savant chirurgien de Lyon, et la signaler à l'attention de tous.

CHAPITRE I

La sudation est communément définie, l'action de suer ou de faire suer dans un but thérapeutique. Elle peut être générale ou locale. La première consiste dans une hypersécrétion de la sueur sensible sur toute l'étendue de la surface cutanée. Dans la seconde, cette hypersécrétion est limitée à la peau d'une région déterminée. Toutes deux peuvent être obtenues, soit à l'aide d'enveloppements spéciaux qui empêchent la déperdition du calorique, soit à l'aide d'appareils qui élèvent la température ambiante. La sudation générale seule peut être déterminée par les médicaments réputés sudorifiques ou par l'exercice musculaire.

Nous ne nous occupons ici que de la sudation locale.

De tout temps on a été amené empiriquement à envelopper d'étoffes ou d'autres substances peu conductrices de la chaleur, certaines parties du corps affectées de *douleurs*. Cette pratique est habituelle pour les membres qui sont le siége le plus commun des localisations rhumatismales et qui, d'ailleurs se prêtent le mieux à ce mode de traitement. Elle trouve sa raison d'être dans ce fait que le froid a toujours été considéré comme la cause d'un grand nombre d'affections articulaires ou autres, et qu'un soulagement immédiat a été généralement éprouvé après que les parties affectées ont été non seulement protégées contre les variations de température, mais soumises à un excès de chaleur.

Dans les cas d'arthrites rhumatismales surtout, presque tous les auteurs prescrivent d'entourer l'articulation malade de coton ou de laine. Quelques-uns recommandent de surajouter au coton un manchon de taffetas gommé ou de toile cirée. Pour les premiers, cette façon d'agir est regardée comme une question de vulgaire prudence et leur but paraît être surtout de tenir l'articulation *au chaud*. Parmi les seconds, les uns semblent chercher, dans l'adjonction de la toile imperméable, à maintenir plus constante et plus élevée la température de l'atmosphère qui entoure l'articulation, les autres tiennent compte, dans l'action thérapeutique, de la transpiration déterminée par ce mode d'enveloppement. Quoi qu'il en soit, peu de lignes sont consacrées dans les ouvrages à cette partie du traitement, et les détails n'en sont que vaguement formulés.

Pour trouver la sudation recherchée comme but dans le mode de pansement, et considérée comme un véritable agent thérapeutique, il faut en venir à un cas tout particulier, c'est-à-dire au traitement des orchites par le suspensoir Langlebert, modifié par M. Horand, chirurgien-major de l'Antiquaille. Ici il est nettement question de la sudation que l'on détermine en enveloppant les testicules d'une masse de coton recouverte d'une toile caoutchoutée. Les effets sont étudiés en détail, et les heureux résulats obtenus viennent d'être mis au jour par M. le Dr Meinadier dans sa thèse inaugurale (Montpellier 1881). M. Horand a fourni à ce travail de nombreux documents. Tous prouvent que l'on peut attribuer à la sudation une action sédative et une action résolutive. Souvent, dès le premier jour, les douleurs se calment, et, si le soulagement éprouvé peut s'expliquer par la forme même du suspensoir, ingénieusement modifiée par M. Horand, il est également reconnu que la sudation contribue pour une grande part à ce résultat. Son action résolutive est non moins certaine : l'inflammation est rapidement enrayée, les produits inflammatoires promptement résorbés et toute complication prévenue. Enfin, ce traitement si actif, si commode à appliquer, et si bien supporté, est entré dans la pratique courante, et, par ce fait, sa supériorité sur tous les autres ne saurait être mieux démontrée.

Ce sont ces propriétés curatives de la sudation que M. Mollière, chirurgien-major de l'Hôtel-Dieu, a employées à la guérison de certaines affections chirurgicales. Ainsi que nous l'avons dit, ses essais ont été couronnés de succès. Nous essayons, dans cette étude, de mettre en lumière les résultats obtenus, et faisons précéder nos observations de quelques expériences personnelles qui font l'objet du chapitre II.

CHAPITRE II

Comme nous nous plaçons au point de vue du traitement seul, nous n'avons étudié que l'enveloppement ouaté en lui-même, et n'avons voulu déterminer que sa puissance sudative. Chercher par d'autres moyens que l'enveloppement par la toile gommée et le coton à déterminer la sudation, eût été sortir de la pratique journalière qui a consacré l'emploi de ces substances, et les résultats obtenus pour des matières peu employées auraient perdu beaucoup de leur intérêt. D'ailleurs la toile gommée ordinaire offre une résistance et une imperméabilité suffisantes, et les fibres du coton, qui sont peu hygrométriques, en s'accolant

les unes aux autres, forment entre elles des intersti-
ces capillaires dont les dimensions ne varient pas, et
qui peuvent retenir une assez grande quantité d'eau
d'interposition.

Pour nos expériences et pour le traitement des
maladies qui font le sujet de nos observations, nous
avons toujours disposé le pansement de la manière
suivante : Directement sur la peau est placée une certaine quantité de coton qu'il serait illusoire de déterminer, même d'une façon générale. On la prend assez
abondante pour que la région soit largement recouverte, mais il faut surtout viser à obtenir une couche
épaisse, plutôt que de l'étaler trop au-delà des limites
de la région malade. On recouvre alors complètement
d'un morceau de toile gommée la couche de coton.
La toile gommée doit déborder au moins de trois
doigts ; cette disposition est importante, car elle
permet de fixer plus solidement l'appareil et de diminuer ainsi plus sûrement les communications de la
cavité close avec l'air extérieur. Le tout est maintenu
à l'aide d'une simple bande dont les jets doivent
autant que possible s'imbriquer régulièrement et
couvrir toute la surface de la toile gommée. En prenant cette précaution, on préserve l'enveloppe imperméable de toute détérioration et on la retrouve assez
intacte pour la faire servir à un nouveau pansement.
Ce point économique de la méthode mérite d'être
pris en considération, surtout dans la pratique civile.
Il est de même possible d'employer plusieurs fois la
même quantité de coton, pourvu que l'on ait soin de
le faire sécher convenablement.

Dans les nombreuses applications que nous avons faites de cet appareil sur les malades, nous n'avons jamais serré les tours de bandes au point d'arriver jusqu'à la compression, afin de ne pas mettre en cause un nouvel élément qui eût pu masquer les effets de celui que nous étudions. Toutes les fois que, dans les observations qui suivent, la compression aura été employée concurremment avec la sudation, nous aurons soin de le signaler.

Etudiant maintenant l'appareil ainsi constitué, dans son élément principal, le coton, qui joue non-seulement le rôle de corps peu conducteur de la chaleur, mais aussi celui de réservoir, nous nous sommes posé une première question :

La quantité de sueur dont l'appareil détermine la sécrétion est-elle en rapport avec la quantité de coton employée ? En d'autres termes, en augmentant la quantité de coton, donne-t-on lieu à une plus grande sécrétion de sueur ?

Pour répondre à cette question nous avons institué une série d'expériences.

Dans ces expériences, comme dans celles qui suivent, nous avons évalué la quantité de sueur en poids, en pesant l'appareil avant et après son application et en prenant la différence comme le poids de la sueur sécrétée. Toutes ces expériences ont été faites sur nous-même et les pesées évaluées au moyen de balances sensibles, à 2 centig. près.

En moyenne, nous avons employé, à l'Hôtel-Dieu, pour les malades, des quantités de coton variant de 70 gram. à 100 gram. Ces quantités ne pouvant guère être dépassées dans la pratique, nous nous sommes borné à expérimenter sur des masses de coton de 5o gram., 100 gram. et 15o gram.

1e Expérience : Repos au lit. Appareil fixé au genou droit et recouvrant une étendue de surface cutanée bien délimitée. — Poids du coton, 5o gram. — Durée de l'application, 4 heures. — Trois séances.

Sueur obtenue en poids (moyenne) : 3 gram.

2e Expérience : Repos au lit. — Genou droit. — Même surface cutanée recouverte : Poids du coton, 100 grammes. — Application, 4 heures. — Deux séances.

Sueur obtenue en poids (moyenne) : 3 grammes 3o centigrammes.

3e Expérience. — Repos au lit. — Genou droit. — Même surface cutanée. — Poids du coton : 15o gram. — Trois séances.

Sueur obtenue en poids (moyenne) : 5 grammes.

Autant qu'on peut l'apprécier par ces chiffres, la quantité de sueur sécrétée augmente avec l'épaisseur de la couche de coton ; mais cette progression n'est nullement en proportion avec celle des poids de coton employé. Par conséquent, comme nous le disions plus haut, il faut se borner, dans la pratique, à juger à vue d'œil, d'après la région, l'épaisseur de coton nécessaire.

Une autre question importante à résoudre est celle-ci : Pendant combien de temps l'appareil non renouvelé continue-t-il son action sur la sécrétion de la sueur? Nous avons encore essayé de répondre par des expériences.

1re *Expérience.* — Repos au lit. — Articulation du genou. — Etendue de surface cutanée délimitée. — Coton, 80 grammes. — Application, une heure. — Cinq séances.

Sueur en poids (moyenne) : 1 gramme.

2e *Expérience.* — Dans les conditions précédentes. — Application, deux heures. — Trois séances.

Sueur en poids (moyenne) : 1 gramme 50 cent.

3e *Expérience.* — Mêmes conditions. — Application, trois heures. — Quatre séances.

Sueur en poids (moyenne) : 4 grammes.

4e *Expérience.* — Mêmes conditions. — Application, 4 heures. — Trois séances.

Sueur en poids (moyenne) : 6 grammes 50 centigr.

5e *Expérience.* — Mêmes conditions. — Application, cinq heures. — Trois séances.

Sueur en poids (moyenne) : 8 grammes.

6e *Expérience.* — Mêmes conditions. — Application, six heures. — Trois séances.

Sueur en poids (moyenne) : 8 grammes.

7e *Expérience.* — Mêmes conditions. — Application, sept heures. — Trois séances. Sueur : 8 gram.

8e *Expérience.* — Mêmes conditions. — Application, huit heures. — Trois séances.

Sueur en poids (moyenne) : 7 grammes.

Les quantités de sueurs données par ces expériences ont été obtenues dans des saisons très différentes pour chacune d'elles, c'est-à-dire dans des conditions variées de température extérieure. Nous voyons qu'à partir de la sixième heure la quantité de sueur sécrétée demeure à peu près constante et que l'hypersécrétion sudorale se fait surtout dans les premières heures. Devons-nous conclure que l'appareil doit être renouvelé au bout de six heures? Répondre par l'affirmative serait, nous le croyons, mettre inutilement trop de rigueur dans la méthode. Il est plus commode et plus pratique de ne le changer qu'une fois par jour. D'ailleurs, nous n'avons pas poussé nos expériences assez loin pour affirmer que l'hypersécrétion sudorale ne continue pas au delà de huit heures. Toutefois si l'on cherche surtout à déterminer une sudation abondante, il est de toute nécessité de ne pas laisser l'appareil en place au delà de vingt-quatre heures.

Nous aurions voulu pouvoir déterminer d'une façon précise quelle température peut conserver l'appareil et quelles sont les variations que celle-ci subit avec le temps. Malheureusement nous nous sommes heurté là à des difficultés pratiques que nous n'aurions pu éviter qu'en changeant les pièces ou en modifiant leur disposition. Aussi les résultats obtenus ont-ils été très souvent contradictoires. Cependant, en plaçant simplement un thermomètre maxima au milieu du coton, nous avons le plus souvent noté une température de $37°7$. Sans affirmer que ce soit là une donnée exacte, nous croyons pouvoir faire remarquer que cette température est un peu plus élevée que celle du creux de l'aisselle, regardée généralement comme intermédiaire entre la température des parties profondes et celle de la surface cutanée.

Nous n'avons pas eu la prétention de faire ici des expériences de physiologie, et nous ne leur croyons quelque valeur qu'au point de vue de l'appareil qui nous occupe.

Dans le chapitre III, nous donnons les observations qui mettent en évidence l'action thérapeutique de la sudation. — Après chacune d'elles, nous résumons ce qu'elles ont d'intéressant à notre point de vue.

CHAPITRE III

OBSERVATION I

CONTUSION DU GENOU.

Laloge Félix, né à Caluire (Rhône), demeurant à Lyon, concierge, 54 ans. Entré le 15 mai 1881, à l'Hôtel-Dieu, salle Saint-Joseph, n° 62 (service de M. Mollière).

Bonne santé habituelle. — Pas d'antécédents ni rhumatismaux, ni syphilitiques, ni alcooliques — Bronchite chronique incommodant le malade, surtout l'hiver — Contusion du genou gauche, à la date du 23 mai, par un baril de vin, dans les escaliers d'une cave. Le malade renversé par le choc ne peut se relever. Douleurs très vives au genou avec impossibilité complète de marcher. Dans la nuit le genou se tuméfie au point d'atteindre presque les dimensions d'une tête d'adulte. On lui fait une application de vingt sangsues qui n'amène presque pas de soulagement. Les douleurs persistent et l'insommie est complète. Le surlendemain, il entre à l'Hôtel-Dieu.

Le genou est douloureux au point de permettre à peine le palper. Large ecchymose au niveau de la rotule, s'étendant en dehors et en dedans. Tout mouvement du membre provoque des cris — Demi flexion du membre — Peau un peu chaude — Pas de plaie — Pas de fracture. Gonflement énorme du genou — La mensuration comparative nous donne les dimensions suivantes:

Genou droit (sain) :

Circonférence au niveau de la rotule ,38 cent.

    Id.   au-dessus de la rotule, 38 cent.

    Id.   au-dessous de la rotule. 35 cent.

Genou gauche (contus) :

Circonférence au niveau de la rotule, 42 cent.

    Id.   au-dessus de la rotule, 45 cent.

    Id.   au-dessous de la rotule, 41 cent.

Le membre est placé dans une gouttière.

Le genou gauche est immédiatement mis en sudation L'appareil renouvelé tous les matins nous fournit les quantités de sueur suivantes :

16 mai, 12 gr.

Le malade a pu reposer un peu cette nuit.

17 mai, 12 gr.

La nuit a été bonne, la tension de la tuméfaction paraît moindre.

18 mai, 9 gr.

La mensuration pratiquée sur le genou gauche, donne les résultats ci-après :

Circonférence au niveau de la rotule, 42 cent.

    Id.   au-dessus de la rotule, 44 cent. 5.

    Id.   au-dessous de la rotule, 40 cent.

Nous constatons donc une diminution de près de 1 cent. sur deux des circonférences. — De plus, les douleurs au repos sont devenues parfaitement supportables.

19 mai, 11 gr.

20 mai.   8 gr. 50 centig.

Mensuration du genou gauche :

Circonférence au niveau de la rotule, 40 cent.

    Id.   au-dessus de la rotule, 42 cent.

    Id.   au-dessous de la rotule, 39 cent.

21 mai, 9 gr.

22 mai, 9 gr.

Mensuration :

Circonférence au niveau de la rotule, 40 cent.

    Id.   au-dessus de la rotule 39 cent.

    Id.   au-dessous de la rotule, 37 cent.

Nous sommes au septième jour du traitement. Les douleurs locales sont presque nulles au repos. — On peut sans trop faire souffrir le malade, imprimer quelques petits mouvements à la jointure.

23 mai, 10 gr.

24 mai, 9 gr.

Mensuration :

Circonférence au niveau de la rotule, 39 cent.

    Id.   au-dessus de la rotule, 38 cent.

25 mai, 5 gr.

26 mai, 6 gr.

La gouttière est enlevée.

Mensuration :

Circonférence au niveau de la rotule, 39 cent.

    Id.   au-dessus de la rotule, 38 cent.

    Id.   au-dessous de la rotule, 35 cent.

27 mai, 5 gr.

28 mai, 6 gr.

Le malade qui a pu, depuis la veille, remuer son membre gauche presque sans douleur et se promener dans la salle, demande à partir.

Son genou examiné ne présente plus que quelques traces d'ecchymoses jaunâtres. — Les mouvements ne sont douloureux que lorsqu'ils sont trop étendus.

Résumé. — La douleur s'est calmée dès le second jour de l'application de la sudation, la résolution de l'épanchement s'est effectuée, très rapidement, et, après la résorption de cet épanchement, les quantités de sueurs obtenues ont notablement diminué.

OBSERVATION II (personnellé)

CONTUSION DU COUDE

Mottaz Victor, 30 ans, camionneur, né à Brenod (Ain), demeurant à Lyon.—Entré le 22 novembre 1881, salle Sainte-Marthe, 7, (service de M. Mollière).

Pas d'antécédents pathologiques remarquables—Alcoolisme. —Le 21 novembre, en chargeant sur son épaule un sac de charbon, il tombe. Le coude gauche heurte violemment le sol, en même temps que le sac qu'il voulait retenir vient appuyer de tout son poids sur l'articulation ; vive douleur dans l'articution ; dans tout le bras sensation très pénible de fourmillement qui persiste encore au moment où nous l'examinons. Pas de plaie ; pas de fracture. Avant-bras dans une demi-flexion. Examen douloureux. Gonflement articulaire énorme effaçant les saillies osseuses, et s'étendant sur la face antérieureet postérieure du bras, à 7 centimètres au-dessus et au-dessous de l'interligne articulaire. Peau un peu violacée. Le malade accuse une forte douleur, même au repos le plus complet.

Mensurations :

Bras droit (sain) :

Circonférence au niveau de l'olécrâne, 27 cent.

Bras gauche (contus) :

Circonférence au niveau de l'olécrâne. 32 cent., 5.

Sudation appliquée le 23 novembre, dans la matinée. — Quantité de sueur obtenue :

24 novembre — 13 grammes.

Les fourmillements ont disparu. — Diminution sensible dans l'acuité de la douleur au repos.

25 novembre — 15 grammes.

Mensuration :

Circonférence au niveau de l'olécrâne, 31 cent.

26 novembre — 14 grammes.

27 novembre — 11 grammes.

Douleur presque nulle. La palpation mieux supportée permet de s'assurer qu'il n'y a ni fracture, ni subluxation.

28 novembre — 13 grammes.

29 novembre — 9 grammes.

Mensuration :

Circonférence au niveau de l'olécrâne, 29 centim.

30 novembre — 10 grammes.

1er décembre — 6 grammes.

Les mouvements articulaires sont possibles dans une certaine étendue.

Mensuration :

Circonférence au niveau de l'olécrâne, 28 cent., 5.

2 décembre — 8 grammes.

3 décembre — 7 grammes.

L'articulation est à peu près revenue à des dimensions normales. — Les mouvements sont toujours douloureux, mais s'exécutent facilement. — Par moment quelques petites douleurs lancinantes au repos.

4 décembre — 5 grammes.

5 décembre — 7 grammes.

6 décembre — 4 grammes.

7 décembre — 6 grammes.

A partir de cette date, la guérison paraissant complète, la sudation n'est pas continuée.

9 décembre. — Le malade quitte la salle avec une légère faiblesse seulement dans le membre correspondant à l'articulation contuse.

Résumé. — Disparition presque complète de la douleur au 4ᵉ jour du traitement. Résorption rapide de l'épanchement. Diminution de la quantité de sueur sécrétée coïncidant avec cette résorption.

OBSERVATION III (personnelle)

CONTUSION DU GENOU

Chouard Charles, né à Dijon (Côte-d'Or), demeurant à Lyon, serrurier, 21 ans. Entré le 15 juillet 1881, salle St-Louis. (Service de M. Mollière).

Pas d'antécédents rhumatismaux ni chez ce malade ni chez ses ascendants. Pas de blennhorragie. Bonne santé. — Musculature développée. Dans la nuit du 14 juillet, étant ivre, il fait une chute du quai Fulchiron jusque sur le bas port. Il ne sait ce qui s'est passé ni avant ni après l'accident. Apporté à l'Hôtel-Dieu, dans la nuit, il est au moment où nous l'examinons, revenu complètement de son ivresse. Pas de contusion sur les autres parties du corps. Le genou droit est douloureux au repos. Les mouvements communiqués à l'articulation éveillent de la douleur, mais elle est peu vive. Légère tuméfaction générale. Pas de fracture. Au-dessous de la rotule, petite plaie n'intéressant que l'épiderme.

Mensuration : genou gauche (sain).

Circonférence au niveau de la rotule, 37 centim.

    —   au-dessus de la rotule, 36   —

    —   au-dessous de la rotule, 32   —

Genou droit (contus).

Circonférence au niveau de la rotule, 38 centigrammes

    —   au-dessus de la rotule, 38   —

    —   au-dessous de la rotule, 32   — 1/2

Application de la sudation le 15 juillet :

Résultats des pesées :

16 juillet, 5 gram.

17 juillet, 9 gram.

Bien que l'articulation soit encore un peu tuméfiée, les douleurs sont presque nulles et le malade se lève et marche.

18 juillet, 6 gram.

19 juillet, 4 gram.

20 juillet, 7 gram.

A cette date, la sudation est suspendue. La mensuration ne donne pas de différence entre les deux genoux.

Le malade sort le 21 juillet complètement guéri.

Résumé : Amendement très rapide de tous les symptômes. — Coïncidence de la faible quantité de sueur sécrétée avec le peu d'épanchement.

OBSERVATION IV (personnelle)

CONTUSION DU GENOU

Jandot Pierre, 39 ans, mécanicien, né à Chalon (Saône-et-Loire), demeurant à Lyon, entre le 9 mai 1881, Salle St-Louis. (Service de M. Mollière).

Accès de fièvre intermittente en Afrique ; ils n'ont pas reparu depuis 10 ans.

Il y a deux ans, rhumatisme articulaire subaigu à la suite d'un refroidissement. Depuis, quelques douleurs articulaires passagères et n'entraînant jamais de suspension de travail. Pas de blennorrhagie. Habitudes alcooliques.

Le 1er mai, contusion du genou gauche par une pièce de fonte. Douleur vive au moment de l'accident, le malade continue à travailler; cependant, il s'aperçoit bientôt que le genou se tuméfie. Le lendemain, il reste au lit, et depuis, sans avoir éprouvé de grandes douleurs, il voit la tuméfaction persister.

A son entrée, les mouvements un peu étendus provoquent seuls de la douleur. Le palper est facilement supporté. — Pas de fracture. — Tuméfaction presque générale, mais surtout sensible au-dessus de la rotule. — Choc rotulien net et assez étendu.

Mensuration : Genou droit (sain).

Circonférence au niveau de la rotule, 39 centim.

    Id.   au-dessus de la rotule, 41 centim.

    Id.   au-dessous de la rotule, 32 centim.

Genou gauche (contus).

Circonférence au niveau de la rotule, 43 centim.

    Id.   au-dessus de la rotule, 45 centim.

    Id.   au-dessous de la rotule, 33 centim. 5

Ce malade est mis en sudation le soir même de son entrée, à trois heures de l'après-midi.

Résultats des pesées :

10 mai, 6 gr.

11 mai, 4 gr.

12 mai, 7 gr.

Mensuration :

Circonférence au niveau de la rotule, 45 centim.

    Id.   au-dessus de la rotule, 43 centim. 5

    Id.   au-dessous de la rotule, 32 centim.

13 mai, 5 gr.

14 mai, 5 gr.

15 mai, 4 gr.

17 mai, 6 gr.

Le dernier pansement à sudation est enlevé. Le malade demande à sortir. La mensuration nous donne, pour les trois circonférences observées, des dimensions différant à peine d'un demi centimètre de celle du genou droit. Petite douleur vague n'entravant nullement la marche.

Résumé. — Sept jours seulement ont suffi pour amener la résorption d'un épanchement donnant des différences de plusieurs centimètres.— Poids obtenus peu élevés relativement aux cas précédents.

OBSERVATION V (personnelle)

ARTHRITE TRAUMATIQUE ENTÉE SUR UNE ARTHRITE RHUMATISMALE.

Pierre Arembourg, né à St-Maurice de Gourdans (Ain), cultivateur, 61 ans, entré le 31 mai 1881, salle Ste-Marthe, (service de M. Mollière).

Surdité. — Renseignements très incomplets. Douleurs articulaires variant de siège, depuis de longues années ; parfois elles s'accompagnent d'un peu de gonflement de l'article. Au mois d'avril dernier, ayant de la peine à marcher, par suite d'une localisation de son rhumatisme sur le genou gauche, il fait une chute de sa hauteur et la contusion porte sur le genou déjà malade. Aggravation de l'état local qui l'oblige à entrer à l'hôpital de Montluel. Huit jours de traitement ne lui procurent aucune amélioration. Il se fait alors transporter à Lyon.

A son entrée, la jambe gauche est fléchie à angle droit sur la cuisse, toute tentative de redressement arrache des cris. Gonflement considérable de l'articulation. Etat général bon.

1er juin. — Sudation — Coton renouvelé tous les deux jours seulement.

3 juin, 5 gr.

5 juin, 3 gr.

7 juin, 6 gr.

Le malade ne se plaint pas, comme il le faisait ces jours derniers, pendant que l'on coiffe son genou. La jambe s'est déjà un peu défléchie et il est possible de lui imprimer de petits mouvements.

Notable diminution de la tuméfaction.

6 juin, 2 gr.

11 juin, 5 gr.

13 juin, 4 gr.

Le malade ne se plaint plus et allonge la jambe dans son lit.

15 juin, 2 gr.

17 juin, 4 gr.

19 juin, 4 gr.

Membre dans la rectitude complète.

21 juin, 5 gr.

23 juin, 4 gr.

Le malade se lève depuis deux jours. Sudation suspendue. Bains.

Sortie le 25 juin.

OBSERVATION VI (personnelle)

CONTUSION DU PIED

N. Clarisse, 21 ans, couturière, née à Septmonal, (Jura). Entrée le 7 novembre 1881, salle St-Paul n° 48.

Bonne santé antérieure. Pas de rhumatisme. Anémie passagère il y a un an. Un peu de nervosisme. Règles régulières depuis l'âge de 14 ans.

Le 5 novembre, dans la rue, elle ne peut éviter une voiture dont l'une des roues lui passe sur le pied gauche. La contusion a lieu au niveau des métacarpiens. Au moment de l'accident vive douleur qui paraît d'abord se calmer un peu, mais qui redevient plus intense après la course qu'elle est obligée de faire pour rentrer chez elle. Dans la nuit une rougeur violacée avec du gonflement envahit la région contuse. Persistance de la douleur malgré des applications calmantes. La tuméfaction ayant légèrement augmenté dans la journée du 6 novembre elle se fait conduire le lendemain à l'hôpital.

A son entrée état général bon, bien qu'il y ait de l'excitation nerveuse. L'articulation tibio tarsienne est intacte. L'enflure du dos du pied est assez prononcée. Le palper et les mouvements des orteils y éveillent des douleurs aiguës. Pas de fracture.

Mensuration :

Circonférence du cou-de-pied.

     Id   à droite 23 cent.

     Id   à gauche 25 cent.

Sudation commencée le 8,

     9 novembre 8 gram.

Douleurs au repos déjà moins vives.

10 novembre 7 gram.

11 novembre 7 gram.

Plus de douleurs spontanées. — Le gonflement semble diminué.

Mensuration :

Pied gauche 24 cent.

12 novembre 9 gram.

13 novembre 5 gram.

Elle fait mouvoir les doigts de pied sans trop souffrir.

14 novembre, 8 gr.

La malade se sent assez bien pour désirer achever le traitement chez elle. On la laisse partir.

Mensuration du pied gauche, 24 cent.

Résumé. — Les douleurs spontanées diminuées, après la première sudation, sont presque nulles après la troisième.

OBSERVATION VII (personnelle)

CONTUSION DU PIED

G. Laurent, voiturier, né à Sillingy, (Hte-Savoie), 28 ans. Entré le 16 novembre 1881, salle St-Joseph, n° 7, (service de M. Mollière).

Pas de rhumatisme ; alcoolisme. Fluxion de poitrine à 18 ans. Forte constitution.

Le 15 novembre au soir, il passe en accompagnant un camion, sur un pavé glissant. Le cheval fait un faux pas. Ils tombent tous deux, cheval et conducteur ; celui-ci reste étendu à terre le pied droit et la jambe droite pris sous un des brancards.

A son entrée à l'Hôtel-Dieu, on trouve sur la face interne du tibia une large ecchymose remontant jusqu'à la moitié de la jambe. La masse des muscles jumeaux est douloureuse à la palpation. L'articulation tibio-tarsienne n'est pas atteinte. La région métacarpienne est tuméfiée surtout au niveau de son bord interne.

Douleurs vives dans toute la jambe et surtout au pied. Pas de fracture.

On établit la sudation le 17 novembre, sur toute la hauteur du mollet et au pied. Cette large surface cutanée nous a donné :

18 novembre, 11 gr.

19 novembre, 15 gr.

Les douleurs se sont localisées au pied où elles sont déjà d'ailleurs très affaiblies.

20 novembre, 16 gr.

21 novembre, 10 gr.

22 novembre, 11 gr.

La palpation ne réveille plus de douleur dans le mollet. La tuméfaction du pied a beaucoup diminué.

23 novembre — 9 grammes.

24 novembre — 13 grammes.

25 novembre.—Le malade a enlevé son pansement avant la pesée. — Il est envoyé à Longchêne. Le pied est revenu à des dimensions presque normales. La marche seule est pénible. Le malade peut sortir de la salle avec une canne et sans être soutenu. Pour éviter la douleur il n'appuie à terre que le talon.

Résumé.—Les douleurs spontanées ont presque disparu après la deuxième sudation.—La marche est possible le huitième jour. Possibilité d'établir la sudation sur une grande étendue, même sur une région aussi peu régulière que celle de l'extrémité du membre inférieur. Les pesées prouvent que l'appareil était convenablement disposé.

OBSERVATION VIII (personnelle)

CONTUSION DU PIED

Rancurel Benoît, maçon, 29 ans, né à Villeneuve (Ain), demeurant à Lyon. Entré le 8 novembre 1881, salle Saint-Louis n° 1.

Pas d'antécédents héréditaires. Habitudes alcooliques. Pas de rhumatisme. Bonne santé habituelle.

Dans la matinée du 7 novembre il fait une chute d'un échafaudage élevé de 4 mètres. Il essaye de tomber sur ses pieds ; il n'y parvient qu'à demi, puisque tout le poids du corps porte sur la plante du pied gauche. Il se relève cependant à l'aide du pied droit, mais ne peut se tenir debout. Aussitôt, douleur intolérable dans la jambe et le pied. Repos au lit. Le lendemain il est apporté à l'Hôtel-Dieu.

Le pied droit et le reste du corps ne présentent aucune trace de contusion. Le pied gauche est tuméfié dans sa totalité. On remarque de larges taches ecchymotiques sur le dos du pied et au niveau des malléoles. La palpation, les mouvements volontaires ou passifs donnent lieu à de vives douleurs. Pas de fracture du côté de l'articulation tibio-tarsienne. La voûte plantaire est effacée par le gonflement. Sensation de fine crépitation à ce niveau et sur la face supérieure du métatarse. La nuit précédente a été sans sommeil. Etat général passable, sans réaction fébrile.

Mensuration comparative.

Pied droit (sain).

Circonférence au niveau des malléoles, 26 cent.

    id.   du cou-de-pied.   26 cent.

    id.   au niveau des phalanges, 25 cent.

Pied gauche (contus).

Circonférence au niveau des malléoles, 28 cent.

     id.   du cou-de-pied,   29 cent.

     au niveau des phalanges,   27 cent.

9 novembre : Sudation du pied et de l'articulation tibio-arsienne.

10 novembre, 11 gram.

Pendant la nuit il s'est formé, sur les malléoles et sur la face dorsale du pied, de grosses phlyc.ènes remplies d'une sérosité sanguinolente. Elles sont ouvertes :

11 novembre, 11 gram.

12 novembre, 13 gram.

13 novembre, 10 gram.

Quatrième jour de la sudation : Le malade a pu dormir toute la nuit. Plus de douleur spontanée, qu'à de rares intervalles. Le malade aide lui-même au pansement en soulevant la jambe. Le palper au contraire n'est pas supporté.

Mensuration :

Circonférence au niveau des malléoles, 28 cent.

     id.   du cou-de-pied,   28 cent.

     id.   au niveau des phalanges, 26 c. 5

14 novembre, 10 gram.

15 novembre, 7 gram.

Douleurs spontanées disparues. Quelques mouvements du pied sur la jambe s'exécutent facilement. Diminution du gonflement, bien sensible à la vue.

Mensuration :

Circonférence au niveau des malléoles, 27 cent.

     id.   du cou-de-pied,   27 c. 5

     id.   au niveau des phalanges. 25 c. 5

16 novembre, 9 gram.

17 novembre, 7 gram.

18 novembre, 5 gram.

16 novembre, 7 gram.

Mouvements actifs ou passifs non douloureux. Doigts mobiles. Tuméfaction peu appréciable. Mensuration.

Circonférence au niveau des Malléoles, 27 cent.

Id. du cou-de-pied, 27 cent.

Id. au niveau des phalanges, 25 cent.

20 novembre, 4 gram.

21 novembre, 6 gram.

22 novembre, 4 gram.

A partir de ce jour la sudation n'est plus appliquée. La guérison est définitive à la sortie du malade, qui a lieu le 26 novembre. Bains dans les jours qui précèdent le départ.

Résumé : — Disparition des douleurs spontanées le 6e jour ainsi que notable diminution de la tuméfaction. — Retour complet des mouvements le 10e jour. Chiffre des pesées offrant une diminution en rapport avec celle des liquides infiltrés.

OBSERVATION IX (personnelle)

MYOSITE TRAUMATIQUE AVEC ÉPANCHEMENT SANGUIN

Henri Joseph, né à Romainsiller (Bas-Rhin), demeurant à Lyon, 43 ans. Entrée le 17 juin 1881, salle Saint-Louis n°13, (Service de M. Mollière).

Ce malade a contracté les fièvres intermittentes en Afrique. Pendant trois ans il eut des accès qui, depuis 1872, n'ont pas reparu. En 1859, au retour de la campagne d'Italie, il fait un séjour de plusieurs semaines à l'hôpital de Toulouse, pour un rhumatisme polyarticulaire qui paraît n'avoir été que subaigu. Quelques rares douleurs articulaires à partir de cette époque, mais jamais de séjour au lit.

Le 16 juin, un fagot de fascine de boulanger, tombé d'un chargement assez élevé, vient heurter dans sa chute le tiers inférieur du bord radial de son avant-bras gauche. Aussitôt après l'accident, tout le bras gauche demeure comme paralysé et un engourdissement douloureux enlève tout usage du membre. Dans la nuit les douleurs deviennent plus vives et le point contus se tuméfie. Le lendemain, il entre à l'Hôtel-Dieu où nous notons les symptômes suivants : L'état général est bon. Au tiers inférieur du bord radial de l'avant-bras gauche et à 4 cent. de l'articulation du poignet, existe une petite tuméfaction assez limitée de 6 cent. de longueur sur 4 de largeur. La peau à ce niveau est un peu rouge et chaude. La palpation qui éveille de vives douleurs est pratiquée en divers sens, et permet de percevoir une crépitation très nette, mais profonde. Pas de fracture. La main est dans la demi pronation. Les mouvements de flexion se font sans trop de douleur, mais les mouvements de pronation et de supination sont impossibles.

Le tiers inférieur de l'avant-bras mis en sudation nous fournit les données suivantes :

19 juin, 10 gr.

20 juin, 16 gr.

Sommeil dans la nuit. Plus de douleurs spontanées.

21 juin, 16 gr.

22 juin, 9 gr.

Remarquable diminution de la tuméfaction.

23 juin, 7 gr.

24 juin, 8 gr.

Les mouvements actifs ou passifs n'éveillent plus de douleurs. Résolution complète du gonflement. Le malade sort.

Résumé : — Douleurs très aiguës, calmées au deuxième jour. — Résorption complète de l'épanchement le sixième jour.

OBSERVATION X (personnelle)

ARTHRITE BLENNORHRAGIQUE

L. Joséphine, 22 ans, née dans le département de l'Isère, demeurant à Lyon. — Entre le sept juin 1881, salle St-Paul, n° 35. (Service de M. Mollière).

Pas d'antécédents rhumatismaux du côté de l'hérédité. Elle dit avoir souffert à l'âge de 12 à 13 ans, de douleurs dans les articulations des pieds. Ces douleurs rendirent pendant quelque temps la marche difficile. Elle n'a rien éprouvé de semblable depuis cette époque. Jamais de maladie grave. Menstruation régulière. Aujourd'hui l'état général laisse à désirer ; elle est pâle, maigre, a perdu l'appétit et se plaint de céphalalgie. Déjà, bien avant le début de sa maladie, sa santé s'était altérée ; l'affection qu'elle porte n'a fait qu'aggraver cet état.

Le 26 mai, elle contracte la blennorrhagie.

Le 3 juin, le genou droit devient douloureux et se tuméfie. Au bout de deux jours, le gonflement est considérable, et la malade est obligée de garder le lit.

A son entrée, la palpation de l'articulation provoque de vives douleurs, la peau est chaude, un peu rouge, la tuméfaction considérable, le choc rotulien nettement perçu. Tout mouvement de la jambe arrache des cris. Rien aux autres articulations.

Mensuration :

Genou gauche (sain) :

Circonférence au niveau de la rotule, 29 cent.

  Id. au-dessus de la rotule, 26 cent.

  Id. au-dessous de la rotule, 27 cent.

Genou droit :

Circonférence au niveau de la rotule, 35 cent. 5.

    Id.   au-dessus de la rotule, 30 cent.

    Id.   au-dessous de la rotule, 29 cent.

Le traitement par la sudation est commencé le 16 juin. — Le membre est placé dans une gouttière.

Résultats des pesées :

17 juin, 4 gram.

18 juin, 7 gram.

19 juin, 4 gram.

20 juin — 6 grammes.

Depuis deux jours la malade repose un peu la nuit. Cependant les douleurs sont toujours vives.

La mensuration donne :

Circonférence au niveau de la rotule : 35 cent.

    Id.   au-dessus de la rotule : 29 cent.

    Id.   au-dessous de la rotule : 29 cent.

21 juin, 6 grammes.

22 juin, 3 grammes.

23 juin, 5 grammes.

Plus de douleurs au repos. Le palper les réveille. Etat général stationnaire.

Mensuration :

Circonférence au niveau de la rotule : 32 cent.

    Id.   au-dessus de la rotule : 28 cent.

25 juin, 4 grammes.

26 juin, 2 grammes.

27 juin, 5 grammes.

La mensuration donne les dimensions précédentes. La tuméfaction paraît être surtout due à un empâtement péri-articulaire. Les mouvements communiqués déterminent des souffrances intolérables.

29 juin — 48 h. — 3 grammes.
30 juin — id. — 4 grammes.
2 juillet — id. — 2 grammes.
4 juillet, id., 5 grammes.
6 juillet, id., 3 grammes.

A cette date l'état général paraît plutôt s'être aggravé. L'amaigrissement est plus considérable. Les extrémités osseuses articulaires sont toujours très douloureuses au toucher. Immobilité complète du membre.

La sudation est continuée mais nous cessons de faire des pesées.

La malade quitte l'hôpital le 10 décembre 1881 très bien portante. La santé s'est rétablie dans le courant du mois d'août dernier et s'est maintenue bonne jusqu'à ce jour. Le genou droit est toujours un peu plus volumineux que l'autre ; il n'est plus douloureux, mais les mouvements de l'article sont limités par une demi ankylose que n'ont pu prévenir des vésicatoires et la teinture d'iode.

Résumé : — Diminution des douleurs spontanées dès les premiers jours. — Le septième jour, il n'en est plus éprouvé au repos. — Le pansement laissé en place pendant 48 heures donne des quantités de sueur plutôt inférieures à celles qu'il fournit dans les 24 heures. La sudation n'a pu prévenir l'ankylose contre laquelle ont échoué les autres moyens concurremment employés.

OBSERVATION XI (personnelle)

ARTHRITE BLENNORRHAGIQUE.

Jeanne-Marie R. blanchisseuse, 21 ans, née et demeurant à Lyon, Entre le 11 juin 1881, salle St-Paul, n° 26 (service de M. Mollière).

Pas de rhumatisme héréditaire. Convulsions à l'âge de 5 ans; elles durèrent dix mois. Blennorrhagie contractée il y a quinze jours ; trois jours après, gonflement du poignet avec vives douleurs, mouvements du poignet et des doigts devenus impossibles. A son entrée, tuméfaction uniforme de toute la face dorsale du poignet, de la face dorsale de la main et des doigts, et plus prononcée encore sur la face palmaire.

Sudation appliquée le 12 juin :

13 juin, *4* gr.

14 juin, 3 gr.

15 juin, 3 gr.

16 juin, 15 gr.

18 juin, 48 heures, 4 gr.

20 juin, 48 heures, 4 gr.

Depuis le 17 juin la malade a éprouvé un soulagement considérable, bien que la tuméfaction ne paraisse pas avoir sensiblement diminué. Pouvant continuer le traitement chez elle, elle quitte l'Hôtel-Dieu.

Résumé : — Douleur aiguë très-vive soulagée dès le 4e jour et presque nulle au moment de la sortie. La sudation laissée en place 48 heures n'a pas donné une quantité de sueur plus considérable.

OBSERVATION XII (personnelle)

SYNOVITE BLÉNNORRHAGIQUE

Louis V., 22 ans, mégissier, né à Epernay (Marne), demeurant à Lyon. Entre le 13 octobre 1881, salle Ste-Marthe n° 16.

Père rhumatisant.

Jamais de douleurs articulaires. — Pneumonie à 20 ans. Bonne santé habituelle.

Il contracte la blennorrhagie le 2 octobre.

Le 10, les mouvements de la main et des doigts deviennent douloureux, une tuméfaction uniforme envahit surtout la face dorsale et dépasse, peu en haut, l'articulation du poignet. Celle-ci ne paraît pas prendre part à la fluxion. Empâtement général du dos de la main et des doigts. Douleurs au repos. Etat général très bon.

La main est mise en sudation le 14 octobre.

16 octobre, 48 h., 5 gram.

18   —   —   5   —

20   —   —   7   —

Plus de douleurs au repos. — Le malade peut même remuer les doigts. La tuméfaction a notablement diminué, mais sa consistance est plus dure. On place un vésicatoire sur la face dorsale de la main, et le malade peut sortir le 26 octobre, en conservant seulement un peu de raideur dans les doigts.

Résumé. — Soulagement rapide des douleurs. Diminution notable de la tuméfaction. Pas d'excès de poids sur les données ordinaires, l'appareil n'étant renouvelé que toutes les 48 heures.

OBSERVATION XII (personnelle)

ARTHRITE BLENNORRHAGIQUE

Julien M., 27 ans, menuisier, demeurant à Lyon. Entré le 24 octobre 1881, salle St-Louis (service de M. Mollière).

Père mort à 35 ans de phthisie pulmonaire. Mère rhumatisante. A eu, il y a quatre ans, des douleurs musculaires générales et des douleurs articulaires au pied pour avoir habité un logement humide. Santé bonne, quoique délicate. Aujourd'hui l'état général est influencé par l'affection locale, la langue est blanche, l'appétit nul, la tête lourde, la température générale appréciée à la main paraît élevée. L'écoulement uréthral s'est montré le 8 octobre. Le 14, douleurs vives au genou gauche et le 15, apparition de la tuméfaction qui a augmenté pendant trois jours. Repos au lit jusqu'à son entrée à l'Hôtel-Dieu.

Le genou gauche présente un gonflement uniforme. — La peau est rouge, luisante, chaude, la palpation très douloureuse. Presque pas d'empâtement périarticulaire.

Dimensions :

Genou droit (sain) :

Circonférence au niveau de la rotule, 34 cent.

    Id.   au-dessus de la rotule, 33 cent.

    Id.   au-dessous de la rotule, 29 cent.

Genou gauche.

Circonférence au niveau de la rotule, 37 cent.

    Id.   au-dessus de la rotule, 37 cent.

    Id.   au-dessous de la rotule, 33 cent.

Le genou gauche est mis en sudation le 25 octobre.

26 octobre, 9 gr.

27 octobre, 10 gr.

28 octobre, 7 gr.

29 octobre, 10 gr.

Cinquième jour du traitement : Grande amélioration locale, le genou a sensiblement diminué de volume, la douleur ne se fait plus sentir que par intervalles très éloignés. L'état général s'est aussi complètement modifié ; le malade a recouvré l'appétit et le sommeil.

Dimensions :

Circonférence au niveau de la rotule, 36 cent.

    Id.   au-dessus de la rotule, 35 cent. 5.

    Id.   au-dessous de la rotule, 32 cent. 5.

30 octobre, 8 gr.

31 octobre, 8 gr.

1er novembre, 6 gr.

2 novembre, 7 gr.

Le soulagement a persisté. — Le gonflement a diminué. Dimensions :

Circonférence au niveau de la rotule, 35 cent.

— au-dessus de la rotule, 34 cent.

— au-dessous de la rotule, 30 cent.

3 novembre, 4 gram.

4 novembre, 6 gram.

Le genou a conservé les dimensions précédentes ; à partir de cette date le pansement n'est plus renouvelé que tous les trois jours.

7 novembre	3 jours	3 gram.		
10	Id.	Id.	2	Id.
13	Id.	Id·	4	Id.
16	Id.	Id.	2	Id.
19	Id.	Id.	3	Id.
22	Id.	Id.	3	Id.
25	Id.	Id.	2	Id.

Cessation de la sudation. Le genou gauche a repris son volume normal. Après être allé au bain pendant quelques jours, le malade sort le 29 décembre complètement guéri.

Résumé. — Douleurs calmées le cinquième jour. Résorption à peu près complète de l'épanchement le onzième jour. L'appareil laissé en place pendant 3 jours paraît avoir agi comme le bain de vapeur en amenant la résorption des produits inflammatoires et en rendant la souplesse à l'articulation. Chiffres fournis par les pesées, dans cette période très inférieurs à ceux de la précédente.

OBSERVATION XIV

ARTHRITE BLENNORRHAGIQUE

P. Jules, 32 ans, journalier, demeurant à Oullins (Rhône). Entré le 26 octobre 1881, St-Joseph n° 23 (service de M. Mollière).

Très bonne santé habituelle. Usage journalier des liqueurs alcooliques. — Blennorrhagie ancienne redevenue à l'état aigü dans les premiers jours d'octobre.

Le 18 octobre, raideur de l'articulation tibio-tarsienne gauche avec un peu de douleur.

Le 19, les douleurs sont si vives que la marche est devenue impossible. Repos au lit. Apparition de la tuméfaction qui d'abord peu sensible a atteint le 22 les dimensions que nous lui trouvons aujourd'hui. Jamais rien aux autres articulations. — Peu de réaction générale. — Douleurs continuelles au repos. Palper difficilement supporté; il donne lieu au niveau des malléoles à une exacerbation dans les douleurs. — Tuméfaction plus considérable à la partie antérieure et s'étendant jusque sur le cou-de-pied. Les mouvements des doigts peuvent être provoqués sans trop de souffrances.

Mensuration :

Pied droit, (sain).

Circonférence au niveau des malléoles, 27 cent.

Pied gauche :

Circonférence au niveau des malléoles, 29 centim.

Sudation commencée le 27 octobre.

28 octobre. 7 gram.

29 octobre, 5 gram.

28 octobre, 6 gram.

Troisième jour du traitement : Le malade ne se plaint plus de douleurs au repos.

Mensuration :

Circonférence au niveau des malléoles 23 cent. 5.

31 octobre, 6 gram.

1er novembre, 4 gram.

2 novembre, 4 gram.

Mensuration :

Circonférence au niveau des malléolés, 28 cent.

3 novembre, 5 gram.

4 novembre, 9 gr.

5 novembre, 5 gr.

La mensuration donne le même chiffre que précédemment. A cette date l'appareil ne sera plus renouvelé que tous les trois jours.

8 novembre, 4 gram.

11 novembre, 2 gram.

14 novembre, 2 gram.

17 novembre, 3 gram.

La tuméfaction a presque disparu ; par la mensuration, nous obtenons :

Circonférence au niveau des malléoles 27, 5

Les mouvements de la jointure sont à peine douloureux ; le malade essaye de faire quelques pas dans la salle.

20 novembre 4 gram.

23 novembre 5 gram.

26 novembre 3 gram.

Il ne reste plus aujourd'hui qu'un peu de raideur articulaire. Le malade sort le 30 novembre complètement guéri.

Résumé. — Dès le troisième jour, soulagement très accusé. Résorption à peu près complète le sixième jour. La résolution étant stationnaire le 5 novembre, l'appareil est laissé en place afin de prononcer l'action de la chaleur humide sous l'influence de laquelle l'articulation revient à la normale.

OBSERVATION XV (personnelle)

Léonard F. 27 ans, cordonnier, né à Auroux (Nièvre), demeurant à Lyon. Entre le 27 novembre 1881, salle St-Joseph. (Service de M. Mollière).

Pas d'antécédents héréditaires. Prédisposition aux douleurs articulaires, mais jamais de gonflement des jointures. Habitation humide. Pas d'alcoolisme. Blennorrhagie contractée le 15 novembre. Le 24, douleurs vives dans le tout bras droit et surtout dans le poignet. Le malade est obligé de cesser son travail. Une tuméfaction légère apparaît à la surface dorsale du poignet et se propage bientôt aux doigts jusqu'aux deuxièmes phalanges. Quelques douleurs dans l'épaule correspondante. Réaction générale peu intense, dans les premiers jours seulement. Aujourd'hui l'état général est bon. La tuméfaction de la main droite est surtout marquée à la face dorsale; le malade évite tout mouvement car la plus légère flexion des phalanges est l'occasion de douleurs très-vives. Au palper toute la région tuméfiée est empâtée et dure. Peau rouge et chaude.

Sudation commencée le 28 novembre.

29 novembre, 2 gram.

30 novembre, 4 gram.

1er décembre, 3 gram.

2 décembre, 3 gram.

Quatrième jour amélioration très sensible et du côté de la douleur qui est nulle au repos et moins vive quand on imprime des mouvements aux doigts, et du côté de la tuméfaction dont la consistance est plus molle surtout au niveau des phalanges.

3 décembre, 3 gram.

4 décembre, 5 gram.

5 décembre, 3 gram.

6 décembre, 4 gram.

7 décembre, 3 gram.

Neuvième jour : Quelques mouvements assez étendus des phalanges et du poignet. Réduction considérable de la tuméfaction, mais empâtement dur de toute la région. Désormais l'appareil est laissé en place pendant le jour.

11 décembre, 2 gram.

15 décembre, 5 gram.

19 décembre, 2 gram.

23 décembre, 2 gram.

Il n'existe plus qu'un léger gonflement dur. Ni le palper ni les mouvements ne déterminent de la douleur, mais ceux-ci sont assez limités pour que les doigts ne puissent être fléchis complètement sur le creux de la main. Cette raideur est combattue par la sudation.

Sort le 24 janvier 1882, avec la main et les doigts parfaitement mobiles.

Résumé : Au quatrième jour, plus de douleurs spontanées ; au neuvième jour, retour des mouvements. La chaleur humide que provoque l'appareil laissé plusieurs jours à demeure, vient à bout de la raideur articulaire et tendineuse qui retardait la guérison. Les faibles pesées que nous avons obtenues, doivent probablement être attribuées à la difficulté que l'on a pour cette région à fermer complètement la toile gommée, et à éviter que l'appareil ne soit dérangé par le malade. Cette remarque peut surtout s'appliquer à la période où il restait en place quatre jours.

OBSERVATION XVI (personnelle)

ARTHRITE BLENNORRHAGIQUE

Benoît G. 51 ans, cultivateur, né à la Chapelle, (Saône-et Loire), demeurant à Fleurie (Rhône). Entré le 22 décembre 1881, salle St-Louis n° 44. (Service de M. Mollière).

Son père et sa mère morts aujourd'hui étaient rhumatisants.

Fièvre typhoïde à dix-huit ans. Jamais d'affections articulaires. Bonne santé habituelle. Forte constitution. Première blennorrhagie à 22 ans, qui ne fut complètement guérie qu'après un retour à l'état aigu à 24 ans. Convenablement traité cet écoulement se tarit définitivement. Nouvelle blennorrhagie subaiguë à la fin du mois dernier.

Après quelques excès et des travaux manuels pénibles, le 5 décembre, il ressent des douleurs dans le bras gauche, particulièrement à l'épaule, au coude, et au poignet. Elles deviennent bientôt plus violentes dans cette dernière articulation, en même temps qu'il éprouve un peu de fièvre. Obligé de cesser son travail par suite de la douleur et de la tuméfaction du poignet, il fait sur la région, des applications de cataplasmes et d'eau sédative, il n'en retire aucun soulagement et se décide à venir à Lyon.

A son entrée, l'état général est bon, les autres articulations sont saines Le poignet présente une tuméfaction presque uniforme sur toute la circonférence de l'articulation, mais s'étendant à peine, sur la face dorsale du métacarpe, jusqu'à l'extrêmité supérieure des phalanges.

Sa consistance est généralement molle. La peau est rouge chaude. Les douleurs spontanées moins vives qu'au début de l'affection sont encore assez intenses pour que le malade s'en plaigne. Le palper et les mouvements surtout font pousser des cris.

Mensuration :

Poignet droit (sain).

Circonférence au niveau de l'interligne articulaire, 17 cent.

Poignet gauche,

Même circonférence, 20 cent.

L'articulation est mise en sudation le 23 décembre.

24 décembre, 5 gram.

Douleurs spontanées très affaiblies depuis 24 heures.

25 décembre, 6 gram,

26   id.   4 gram.

Plus de douleurs spontanées. Diminution du gonflement.

Circonférence 19 cent. 5

27 décembre 7 gram.

28 , Id.   5   Id.

29   Id.   3   Id.

30   Id.   4   Id.

On peut provoquer dans le poignet quelques mouvements assez étendus sans éveiller de souffrance. Résolution très sensible de la tuméfaction.

Circonférence 18 cent.

A partir du 31 décembre, nous avons continué la sudation mais les pesées n'ont pas été notées. Le malade sort le 14 janvier 1882. Il n'accuse plus aucune douleur. L'articulation a recouvré sa mobilité normale.

Resumé. Soulagement dès la première sudation. Résorption à peu près complète de l'épanchement le septième jour. Raideur articulaire consécutive efficament combattue.

OBSERVATION XVII (personnelle)

ARTHRITE RHUMATISMALE

C. Alexandre, artiste dramatique, 41 ans, né à Champaissant (Sarthe) demeurant à Lyon. Entre le 28 avril 1881, salle Ste-Marthe, n° 8.

Son père est mort à 35 ans d'une fluxion de poitrine, et sa mère à 60 ans, d'une maladie de cœur. Ni l'un ni l'autre ne paraissaient avoir de rhumatisme. Pas de maladies dans la jeunesse. De 20 à 30 ans deux blennorrhagies dont le malade s'est parfaitement guéri. Aucune trace de syphilis. Vie très-irrégulière. Habitudes alcooliques. Rien au cœur ni aux poumons. Depuis deux ans il souffre de douleurs articulaires qui ont successivement tenu les pieds, les coudes, les épaules et qui ont fini pas se localiser au genou droit. Plusieurs fois déjà il s'est vu dans la nécessité de garder le lit, mais jamais il n'avait éprouvé d'aussi violentes douleurs qu'à cette dernière attaque. Celle-ci a débuté le 10 avril après une partie de pêche où il eut les jambes longtemps exposées à l'humidité.

L'état général est bon. Le genou droit est tuméfié, sans chaleur ni rougeur à la peau. La tuméfaction paraît due plutôt à l'épanchement intra articulaire qu'à l'induration des tissus périphériques. Mouvement du genou très douloureux.

Mensuration.

Genou gauche (sain).

Circonférence au niveau de la rotule, 34 cent.

    id.   au dessus de la rotule, 33 cent.

    id.   au dessous de la rotule, 29 cent.

Genou droit.

Circonférence au niveau de la rotule, 36 cent. 5.

    id.   au-dessus de la rotule 36 cent.

    id.   au-dessous de la rotule, 30 cent.

Mise en sudation le premier mai.

2 mai, 9 gram.

Les douleurs spontanées sont devenues moins violentes vers le milieu de la nuit.

3 mai, 10 gram.

4 mai, 10 gram.

Disparition complète des douleurs spontanées.

Mensuration :

Circonférence au niveau de la rotule, 35 cent.

    Id.   au-dessus de la rotule, 35 cent.

    Id.   au-dessous de la rotule, 30 cent.

5 mai, 11 gram.

6 mai, 8 gram.

7 mai, 5 gram.

8 mai, 6 gram.

A cette date, le gonflement articulaire a presque disparu. Le malade commence à pouvoir fléchir la jambe sur la cuisse.

9 mai, 3 gram.

10 mai, 6 gram.

11 mai, 5 gram.

Le malade peut se lever ; la marche est douloureuse.

Mensuration :

Circonférence au niveau de la rotule, 34 cent.

    Id.   au-dessus de rotule, 33 cent. 5.

    Id.   au-dessous de la rotule, 29 cent.

12 mai, 3 gram.

13 mai. 3 gram.

14 mai, 4 gram.

15 mai, 3 gram.

La marche est devenue possible. Quelques lancées douloureuses par moment. Départ le 19 mai.

Résumé. — Douleurs spontanées aiguës disparues, dès la
première application de la sudation. — Notable diminution
de la tuméfaction le 7e jour du traitement. Résolution com-
plète le 10e. |Les pesées donnent des chiffres moins élevés
après la résorption de l'épanchement.

OBSERVATION XVIII (personnelle)

ARTHRITE SYPHILITIQUE

Virginie-Blanche M..., née à Aix-les-Bains (Savoie),
demeurant à Lyon, 18 ans. Entrée le 30 mai, salle Saint-Paul,
n° 53 (service de M. Mollière).

Il y a 10 ans, son père, pris d'un accès de folie, prend dans
ses bras deux de ses enfants et se jette avec eux dans une
rivière. L'aîné des deux enfants seul a pu être sauvé. — Deux
sœurs bien portantes. — En 1880, elle passe treize jours à
l'hôpital pour des douleurs siégeant aux coudes, aux genoux,
aux pieds, et rendant la marche et le travail impossibles. Elle
ignore le traitement qu'on lui a fait suivre. Depuis, ces
douleurs ont reparu quelquefois, mais le repos a suffi pour les
calmer.

Dans le courant de mars dernier, le genou droit devint
douloureux et se tuméfia légèrement. Le repos seul ne fut pas
suffisant pour la guérir. Voyant que son articulation, malgré
des soins tout particuliers, devenait de plus en plus malade, elle
se décida à entrer à l'Hotel-Dieu.

Nous trouvons l'extrémité interne de la clavicule tuméfiée
vers son extrémité interne. Une gomme se rencontre vers le
bord supérieur du trapèze gauche, une autre à la partie infé_

rieure de la face interne de la cuisse droite. De temps en temps un peu de laryngite. — Elle n'a jamais eu de plaques muqueuses. Aucune trace d'accidents primitifs.

La tuméfaction du genou droit porte surtout sur les extrémités articulaires. Les douleurs sont sourdes et intermittentes, jamais bien aiguës. Mouvements de la jointure douloureux.

Le traitement spécifique est institué en même temps que l'on soumet le genou à la sudation le 1er juin.

2 juin, 4 gram.

3 juin, 6 gram.

4 juin, 6 gram.

5 juin, 2 gram.

Pas d'amélioration.

6 juin, 5 gram.

7 juin, 6 gram.

8 juin, 4 gram.

Pas d'amélioration. L'iode, cherché dans le coton employé à la sudation, n'a pu être décelé. — A partir du 8 juin l'appareil n'est renouvelé que tous les deux jours. Il n'est plus fait de pesées.

La malade quitte l'Hôtel-Dieu dans le courant du mois d'août. Les accidents syphilitiques qu'elle présentait ont disparu ; l'articulation du genou seule a moins subi l'influence du traitement ; les mouvements en sont limités par de la raideur et de la douleur.

Résumé. — La sudation n'a eu aucune action sur cette forme d'arthrite, et l'amélioration, qui s'est déclarée à la longue, ne peut être attribuée qu'au traitement spécifique.

OBSERVATION XIX (personnelle)

ARTHRITE RHUMATISMALE

L... Benoît, 27 ans, teinturier, demeurant à Lyon. Entré le 9 juin 1881, salle St-Joseph, n° 2 (service de M. Mollière).

Parents vivants et en bonne santé, non rhumatisants. Pas de maladie dans sa jeunesse. Envoyé en Afrique pendant son service militaire, il fait un séjour de trois semaines à l'hôpital pour une ophthalmie contractée dans les marches. Deux blennorrhagies aujourd'hui guéries. Depuis son retour en France, il tousse continuellement ; amaigrissement sensible. Au sommet du poumon gauche, on rencontre de la submatité, de l'expiration prolongée et de la respiration rude. Une légère hémoptysie avant son entrée à l'hôpital ; les crachats sont encore teintés le matin. Par le fait de sa profession ce malade est très exposé à l'humidité ; il n'a jamais souffert des articulations avant le début de l'affection dont il se plaint. Celle-ci remonte aux derniers jours du mois de mai. Le genou droit devient d'abord douloureux, puis se tuméfie.

A son entrée la station debout n'est plus possible. La jambe est dans la demi flexion. Pas de chaleur à la peau. Examen très douloureux. Gonflement considérable.

Le 11 juin : application de 3 vésicatoires sur le genou droit.

12 juin : Les vésicatoires sont enlevés ; la sérosité est abondante. Le malade est soulagé. Le jour même, après les vésicatoires, la sudation est appliquée.

13 juin : 10 grammes.

14 juin : 11 grammes.

15 juin : 9 grammes.

Amélioration remarquable. Douleurs spontanées calmées. Le membre peut prendre une rectitude complète. Les mouvements de flexion et d'extension sont presque indolores quand ils ne vont pas au-delà d'une certaine étendue.

16 juin, 8 gram.

17 juin, 7 gram.

19 juin, 8 gram.

Tuméfaction devenue à peine sensible, et donnant à la mensuration un demi-centimètre de différence en plus sur les diamètres du genou gauche.

20 juin, 6 gram.

Sudation continuée jusqu'au départ qui a lieu le 23 juin 1881. Le malade marche facilement. Plus de points douloureux. Volume de l'articulation devenu normal. — Raideur articulaire peu accusée.

Résumé. — Inflammation articulaire très vive enrayée en 10 jours par des vésicatoires et la sudation. Douleur calmée au 4e jour. Tuméfaction disparue au 7e jour.

OBSERVATION XX (personnelle)

ARTHRITE RHUMATISMALE

Félix G. né à Arinthod (Jura) 60 ans. St-Louis n° 41 (service de M. Mollière).

Santé généralement bonne. Pas de syphilis. Pas de blennorrhagie. Aucune attaque antérieure de rhumatisme. Il attribue son arthrite à l'humidité. Il y a près de deux mois que le genou gauche est devenu douloureux et a présenté du gonflement. Il dût garder le lit pendant cinq semaines et se traita par des vésicatoires et des cataplasmes. Les symptômes aigus s'amendèrent, mais il n'y eut pas guérison.

A son entrée le genou gauche est tuméfié assez uniformément; pas de douleurs spontanées; mouvements très douloureux. Rien aux autres articulations.

Le malade est laissé huit jours au repos dans une gouttière, sans que le genou s'en trouve mieux.

La sudation est commencée le 23 juin.

24 juin, 8 gram.

25 juin, 8 gram. .

26 juin, 9 gram.

Amélioration notable signalée par le malade lui-même qui nous avertit qu'il peut remuer son genou avec plus de facilité. L'appareil est laissé en place deux jours.

28 juin, 5 gram.

30 juin, 5 gram.

Gonflement à peine appréciable aujourd'hui. Mouvements de plus en plus faciles et de plus en plus étendus.

2 juillet, 3 gram.

4 juillet, 6 gram.

Le malade se lève. Continuation de la sudation sans pesées jusqu'au 13 juillet, jour où il quitte l'Hôtel-Dieu ne conservant de son arthrite que de la raideur articulaire.

Résumé. — Marche rapide vers la guérison d'une arthrite qui était stationnaire depuis deux mois.

OBSERVATION XXI (personnelle)

ARTHRITE RHUMATISMALE

Chazelle, Benoît, né à Villié-Morgon (Rhône), tonnelier, 31 ans. Entré le 11 juillet 1881, salle St-Louis, n° 44.

Rien dans l'hérédité. A Belfort, en 1870, il fut obligé de suspendre son service à différentes reprises pour des douleurs et du gonflement qui lui enlevaient l'usage du poignet droit. Jamais cependant il ne garda le lit. Depuis cette époque, il ressent des douleurs passagères, se portant d'une articulation à l'autre au moment des changements de temps. Pas de blennor-rhagie. Il y a trois semaines, excès de travail manuel aux champs, sensation de grande fatigue dans la soirée, douleurs dans tous les membres et surtout à la main droite. Cet état s'amende le lendemain, le poignet droit seul reste douloureux. Légère tuméfaction au début, elle ne tarde pas à s'accroître. Violentes douleurs. Un vésicatoire placé sur la face dorsale du métacarpe et du poignet n'est suivi d'aucune rémission dans les symptômes. Le malade se décide à venir se faire soigner à Lyon.

Nous notons le 12 juillet un peu de réaction générale se traduisant par de la perte d'appétit, de sommeil, par de l'élé-vation de la température. Le poignet droit, très tuméfié, est dur, douloureux même à la palpation pratiquée avec une grande douceur. Rectitude et immobilité complètes de la main et des doigts.

Le poignet est mis immédiatement en sudation.

13 juillet : 7 grammes.

14 juillet : 9 grammes.

15 juillet : 7 grammes.

Troisième jour du traitement : Les douleurs si vives, qui donnaient lieu à un peu de réaction générale, se sont calmées, et le malade, qui a reposé presque toute la nuit, a repris une figure plus naturelle. Jamais, depuis le début de l'affection, il n'avait obtenu un si grand soulagement. Pas de modification dans le gonflement.

16 juillet 8 gram.

17 Id. 8 Id.

18 Id. 5 Id.

19 Id. 7 Id.

Amélioration prononcé. Plus de douleur, tuméfaction sensiblement diminuée. Mouvement toujours douloureux.

20 juillet 4 gram.

21 Id. 7 Id.

22 Id. 7 Id.

Etat stationnaire de la tuméfaction. Le palper n'est plus douloureux. Les mouvements limités n'occasionnent pas de douleur.

25 juillet 3 jours 4 gram.

28 Id. Id. 5 Id.

31 Id. Id. 4 Id.

1er août. La sudation est continuée, mais les données ne sont plus évaluées.

Les mouvements des doigts et du poignet reviennent peu à peu, et le malade peut sortir le 16 août en conservant seulement un peu de raideur articulaire et tendineuse. Dimensions du poignet légèrement plus accentuées que du côté sain.

Résumé. — Douleur calmée le 3e jour. Dimensions presque normales le 7e jour et mouvements possibles à cette date. Données en poids moins élevées dans la période où le pansement n'est changé que tous les trois jours.

OBSERVATION XXII (personnelle)

ARTHRITE RHUMATISMALE

Daniel B., 33 ans, né à Laffare (Ardèche), cultivateur. Entré le 16 juillet 1881, salle St-Louis. (Service de M. Mollière).

Rhumatisme chez les ascendants.

Variole à 22 ans. Bonne santé, forte constitution. Ni blennorrhagie, ni alcoolisme, ni syphilis. A 24 ans, un coup de hache lui fait une plaie sur la face antérieure de l'articulation tibio-tarsienne ; celle-ci n'étant pas compromise, cet accident n'eut pas de suite. En novembre 1880 quelques douleurs dans les jointures et particulièrement dans la tibio-tarsienne gauche. Dans le courant de l'hiver, à la suite de marches, celle-ci se prit définitivement, la douleur y devint continuelle, la tuméfaction se forma petit à petit. Des frictions et des vésicatoires ne donnèrent pas même une amélioration passagère.

Il arrive à l'Hôtel-Dieu en s'aidant de béquilles. Nous trouvons une articulation tuméfiée, n'occasionnant aucune douleur au repos, douloureuse seulement dans la station debout. Le repos et cinq bains sulfureux n'amènent pas d'amélioration sensible.

La sudation est essayée le 31 juillet. Nous prenons les mensurations qui nous donnent :

Circonférence au niveau des malléoles.

Pied droit (sain) 28 cent.

Pied gauche   31 cent.

4 août : 3 grammes.

8 août : 4 grammes.

12 août : 4 grammes.

Tuméfaction réduite de beaucoup.

Circonférence malléolaire, 29 cent. 5. Le malade remue lui-même le pied sans éprouver de douleur. Station debout possible. Marche pénible.

18 août : 2 grammes.

20 août : 3 grammes.

24 août : 5 grammes.

28 août : 2 grammes.

Le malade peut se promener dans la salle. Quelques petites douleurs.

31 août. Il demande à sortir. La circonférence malléolaire

donne 29 cent. L'amélioration est grande ; le malade marche sans s'aider d'une canne.

Résumé. — Vieille arthrite améliorée dès le 12ᵉ jour. Chiffres des pesées très faibles, relativement au nombre de jours pendant lesquels le coton n'est pas renouvelé.

OBSERVATION XXIII (personnelle)

ARTHRITE RHUMATISMALE

G... Aimé-Jean, gardien de la paix, 59 ans, né à Saint-Romain de Popey, entré le 18 Juin, salle Saint-Louis, nº 16 (service de M. Mollière).

Robuste constitution. Embonpoint marqué. En 1849, il contracte la fièvre intermittente en Afrique pendant son service militaire. Les accès n'ont pas reparu en Europe. Genou gauche douloureux depuis 1863, mais jamais de tuméfaction, ni de repos au lit. Pas de syphilis ; pas d'écoulement blennorrhagique. Huit jours avant son entrée, il s'aperçoit, en se rendant à son poste, qu'il a de la peine à faire mouvoir le genou gauche. Dans la soirée, apparition du gonflement de la jointure. Presque pas de douleur, marche toujours possible. Application d'un large vésicatoire couvrant tout le genou.

Ce vésicatoire vient d'être enlevé au moment où nous l'examinons.

Peu de douleur comme au début.

L'enflure est le symptôme principal. Elle est considérable, donne lieu à une saillie du cul-de-sac sus-rotulien et à un choc rotulien très net.

20 juin. Première application de la sudation.

21 juin, 8 gram.

22 juin, 10 gram.

23 juin, 11 gram.

Diminution très appréciable de la tuméfaction.

24 juin, 8 gram.

25 juin, 9 gram.

26 juin, 6 gram.

27 juin, 8 gram.

L'épanchement a subi une diminution plus accusée. — Presque plus de choc rotulien.

28 juin, 7 gram.

29 juin, 7 gram.

30 juin, 4 gram.

Sudation continuée jusqu'au 4 juillet, date de la sortie du malade. — Genou revenu à ses dimensions normales.

Résumé. — Résorption complète d'un épanchement considérable en 12 jours. — Chiffres des pesées s'abaissant sensiblement dès la disparition de l'épanchement

OBSERVATION XXIV (personnelle)

TUMEURS BLANCHES DES GENOUX

Dechavanne Marie, 50 ans, tisseur né à Lagresle (Loire), Entré le 21 avril 1881, Salle St-Louis, n° 36 (service de M. Mollière).

Sa mère, morte aujourd'hui était rhumatisante. Chez le père mort également les antécédents rhumatismaux sont moins certains. Bonne santé dans sa jeunesse. En Afrique, il contracte la fièvre paludéenne, mais après quelque temps de séjour en France, les accès ne reparaissent pas. Pas de rhumatisme, pas de syphilis, pas de scrofulose. Sa profession nécessite un mouvement continuel des membres, et de plus la maison qu'il habite est très-humide.

Le genou gauche est malade depuis six ans et le droit depuis deux ans.Chez l'un et l'autre, l'affection a débuté par de la gêne dans les mouvements et par des douleurs vagues, vives et intermittentes. La tuméfaction n'a pas tardé à se montrer, les membres correspondants ont maigri et le travail dut être complètement abandonné le 20 janvier dernier. A partir de cette époque le repos au lit devint même nécessaire. Les genoux étaient tuméfiés, très douloureux même au repos au point de troubler le sommeil. Les vésicatoires et les frictions lui ont donné parfois un peu de soulagement. Les autres articulations ont toujours été complètement libres.

A son entrée l'état général paraît bon, cependant le malade dit avoir beaucoup maigri. Les deux genoux ont une forme globuleuse, le volume du genou droit est légèrement inférieur à celui du gauche. La peau est tendue, blanche, luisante, marbrée de grosses veines. Les extrémités osseuses sont tuméfiées et un peu douloureuses au toucher. La palpation donne à droite un empâtement général de toute la région sus-rotulienne et a gauche une consistance moins accusée se rapprochant de la fausse fluctuation. Les deux jambes sont dans la demi-flexion. On place le malade dans une grande gouttière ; ses membres sont mis dans la rectitude et immobilisés.

Il reste ainsi jusqu'au 28 juillet, après avoir obtenu comme effet immédiat la cessation des douleurs au repos, comme effet constaté à l'enlèvement de la gouttière, la faculté de pouvoir remuer d'un bloc les membres sur leurs articulations coxofémorales sans souffrir dans les articulations des genoux. Ceux-ci sont restés volumineux comme ils l'étaient à l'arrivée du malade , et de plus, les mouvements dont ils peuvent être le siège sont très bornés. On fait pendant quelque temps des badigeonnages à la teinture d'iode, lorsque le 13 août, sans cause connue, des poussées aiguës se manifestent dans les deux articulations. La peau est devenue chaude, luisante ; le

douleurs spontanées, très intenses. On replace les membres en
gouttière et malgré une immobilité absolue, l'inflammation
ne fait que s'accroître au point de donner à craindre une termi-
naison par suppuration. C'est alors que le 20 août, on a
recours à la sudation. Celle-ci, dès le quatrième jour, amène un
arrêt de la poussée inflammatoire et une diminution des douleurs spontanées.

21 août : pour les deux genoux 18 grammes.
22   id.   id.   17 grammes.
23   id.   id.   20 grammes.
24   id.   id.   15 grammes.

A dater de ce jour, le coton n'est changé que toutes les
48 heures.

26 août : 12 grammes.
28 août : 14 grammes.
30 août : 13 grammes.

Le malade, pourvu qu'il garde l'immobilité, ne ressent aucune douleur.

La peau des genoux est moins tendue et a repris sa colora-
tion ordinaire.

31 août : pour les deux genoux 10 grammes.
2 septembre :   id.   13 grammes.
4 septembre :   id.   11 grammes.

A ce jour l'état général est meilleur. La palpation ne décou-
vre que quelques points douloureux sur les extrémités osseuses.
La sudation est continuée sans notation des pesées. Le malade
veille lui-même avec un soin tout particulier à ce que la toile
gommée soit convenablement disposée pour que la transpiration se fasse le plus abondante possible. Il est de fait que dans
dans le courant d'octobre le malade qui n'a pas mis le pied à
terre depuis des mois se tient debout contre son lit et s'essaye
à marcher malgré la double ankylose qui se prononce de plus
en plus. On ne perçoit plus à cette époque de fausse fluctua-

tion ; les extrémités osseuses offrent un état de desséchement particulier et il n'y a nulle part trace de la moindre fongosité.

Le malade quitte l'hôpital le 1er mars 1882 après avoir jusqu'à ce jour scrupuleusement appliqué à ses articulations la méthode sudative.

L'ankylose des deux genoux est complète, mais la marche est possible. L'état général est bon.

Résumé. — La sudation dans ce cas paraît avoir enrayé une poussée inflammatoire aiguë, qui avait occasionné chez le malade un état général grave et fait craindre la suppuration. De plus, elle semble aussi avoir favorisé la disparition des fongosités et la formation de l'ankylose. Elle a eu une action plus nette sur les douleurs qui se sont calmées dès le 4e jour.

OBSERVATION XXV (personnelle)

TORTICOLIS RHUMATISMAL

Jacquemet Françoise, 14 ans, née à Mornant (Rhône), cultivatrice. Entrée le 10 juin 1881, salle St-Paul, n° 22. (Service de M. Mollière).

Sa mère est morte à 40 ans, d'une fièvre typhoïde, son père vivant et bien portant, est âgé de 64 ans.

A l'âge de 5 ans, elle contracta une affection des voies respiratoires, probablement une pneumonie qui mit ses jours en danger, dont la convalescence fut longue, mais qui guérit sans laisser de suites. Dans le courant de l'année 1880, elle travailla et coucha pendant plusieurs mois dans une chambre humide. Bientôt, elle ressentit des douleurs dans les articulations et surtout dans les jambes ; elle dut même, il y a trois mois, se mettre au lit et ne se releva qu'après 15 jours de traitement.

Dans les premiers jours de juin, le cou devient douloureux, les mouvements de rotation de la tête gênés et surtout la rotation à droite, puis la tête s'incline peu à peu à gauche, et enfin aujourd'hui la face est fortement déviée en haut et à droite, l'épaule gauche relevée, la palpation très douloureuse sur toute la longueur du muscle sterno-cléidé-mastoïdien gauche.

Le 11 juin, le traitement par la sudation est commencé et les pesées donnent les chiffres suivants :

12 juin 4 gram.

13 Id. 6 Id.

14 Id. 5 Id.

La douleur sur le trajet du muscle est bien diminuée, la tête se redresse.

15 juin 6 gram.

16 Id. 6 Id.

17 Id. 4 Id.

18 Id. 7 Id.

La tête est presque dans la rectitude, la palpation, indolore.

Plus de contracture musculaire. La tête a repris son attitude naturelle. Sortie le 22 juin.

Résumé. Soulagement dès le troisième jour. Disparition complète de la contracture musculaire le neuvième jour.

OBERVATION XXVI (communiquée par M. le d^r Robin)

SCLÉROSE PROFESSIONNELLE

Bonnard, Joseph, 21 ans, verrier, né à Rive-de-Gier (Loire). Entré le 9 mai 1881, salle Saint-Louis n° 8 (service de M. Mollière).

Pas d'antécédents héréditaires. Bonne santé antérieure. Ce

malade, qui est verrier, a pour occupation hahituelle de transporter soit des tiges de fer, soit des tubes de verre encore
chauds. Ce contact continuel de corps à une temperature assez
élevée ne tarda pas à rendre ses mains calleuses. Cet effet fut
surtout accentué pour la main droite, et, il y a six mois, il
constata qu'il ne pouvait plus l'ouvrir complètement. Bientôt
même les doigts restèrent fléchis et cette flexion fut telle que le
malade dut cesser tout travail.

La paume de la main est rétractée à tel point que les ongles
s'enfoncent dans la peau et que tout mouvement d'extension
forcée est impossible. Le malade n'a souffert que dans les
premiers temps et aujourd'hui il ne se plaint que d'un peu
d'engourdissement dans le bras. La peau de la face dorsale de
la main est souple, celle de la paume est jaunâtre, dure, fen-
dillée, considérablement épaissie. Pas de lésions de voisinage,
pas de contractures musculaires.

La main est enveloppée de coton et d'une toile gommée.
Ce pansement est renouvelé tous les deux ou trois jours. Après
4 jours de sudation, le malade peut déjà entrouvrir les doigts.
Cette amélioration s'accentue de plus en plus, et enfin à sa
sortie qui a lieu le 3 mai, les doigts ont recouvré leur complète
mobilité. La paume de la main est souple, quoique très
épaisse.

OBSERVATION XXVII

(Communiquée par M. le Docteur Bailly)

HYDARTHROSE DU GENOU

Fleurie Marie-Louise, 45 ans, religieuse de Saint-Joseph,
née à Tercie, H'°-Loire, demeurant à Saint-Maurice de Lignon.
Entrée le 10 Août 1881, salle Saint-Paul, n° 21, service de
M. Mollière.

Il y a quinze ans, après avoir été exposée au froid et à l'humidité, cette malade fut prise de douleurs très-intenses dans les deux genoux; les douleurs, quelque temps après, se localisèrent dans le genou gauche pour ne plus le quitter, mais n'obligèrent au repos au lit qu'une seule fois et pendant huit jours seulement. Bientôt aussi le genou gauche se tuméfia. Cette augmentation de volume fut presque permanente. Elle disparut pendant plusieurs mois, au dire de la malade, en 1878, à la suite d'une longue course et d'une transpiration abondante.

Aujourd'hui, le genou est toujours douloureux et la marche gênée sans claudication. Au-dessus de la rotule le grand cul-de-sac supero interne distendu forme une saillie étalée du volume du poing. La compression au-dessus de l'article donne un choc rotulien faible mais net. En arrière de l'articulation existe également une tumeur allongée, fluctuante, diminuant en grande partie par la pression qui refoule le liquide dans la poche sus-rotulienne. Cette dernière comprimée à son tour fait saillir la tumeur postérieure. Il s'agit donc ici d'une hernie de la synoviale entre les fibres éraillées de la partie postérieure de la capsule articulaire.

La mensuration au-dessus de la rotule donne comme circonférence à droite 32 cent., à gauche 36 cent.

La hauteur de la tuméfaction au-dessus de la rotule est de 10 cent.

Le palper est douloureux au niveau de l'interligne articulaire et au niveau des insertions de la patte d'oie. Pas de tuméfaction au-dessous de la rotule.

14 août : Ponction, avec l'appareil de Potain, du cul-de-sac sus-rotulien. Issue de 160 gram. d'un liquide citrin albumineux. Séance tenante la sudation et la compression sont appliquées; on remarque que la tumeur du creux poplitée s'est vidée complètement par la ponction.

Après une série de sept pansements compressifs et sudatifs,

le liquide ne se reforme pas dans les culs-de-sac, et le 26 octobre la malade peut sortir de l'Hôtel-Dieu parfaitement guérie. Une simple genouillère continue la contention de l'articulation.

Résumé : La compression aidée de la sudation vient à bout en moins de trente jours d'un épanchement qui s'était reformé plusieurs fois dans le cours du traitement.

OBSERVATION XXVIII (communiquée par M. Bailly)

HYPERTROPHIE SIMPLE DU SEIN

Gaydon, Claudine, 22 ans, domestique, née à Ronno (Rhône), demeurant audit lieu. Entrée le 24 août 1881, salle St-Paul, n° 34 (service de M. Mollière).

Pas d'antécédents héréditaires. A 11 ans, petits accès de constriction du larynx, accompagnés de gonflement et qui paraissent avoir été de nature hystérique. A 12 ans, les seins commencent à se développer et, à 17 ans, ils ont tous deux acquis le volume que présente actuellement le sein droit dont les dimensions seront données plus loin. Jamais de douleur. Anémie passagère et quelques troubles nerveux après lesquels la menstruation s'établit définitivement. Les règles ont suivi, jusqu'à ce jour, un cours régulier.

Une différence de volume, en faveur du sein gauche, commence à s'accuser à 19 ans et demi et continue ensuite à devenir de plus en plus sensible.

Cependant, depuis le commencement de l'année 1881, la malade a remaqué un arrêt dans cet accroissement. L'iodure de potassium administré en dehors de l'Hôtel-Dieu, n'eut aucun résultat, pas plus sur le sein droit que sur le sein gauche. Dans le courant d'avril dernier, traitée par la compression simple au moyen de bandes de caoutchouc et de sacs à air, elle retira de ce procédé un bénéfice très réel, il y eut une diminution sensible mais lente du sein gauche, et c'est cette lenteur qui, lassant la patience de la malade, lui fit quitter les salles de l'hôpital.

A son entrée : Etat général très bon. Les seins présentent les dimensions respectives suivantes.

Sein droit :

Circonférence de la base, 48 cent.

Arc de cercle vertical passant par le mamelon, 20 cent.

Arc de cercle horizontal passant par le mamelon, 22 cent.

Sein gauche :

Circonférence de la base, 60 cent.

Arc de cercle vertical, passant par le mamelon, 26 cent.

Arc de cercle horizontal passant par le mamelon, 30 cent.

Les deux seins tombent sur la poitrine, surtout le gauche. Rien de particulier du côté de la peau. Celle-ci est le siège, à gauche, de petites douleurs lancinantes quand la masse mammaire n'est pas soutenue. Pas de grossesse.

Le sein hypertrophié est soumis à la sudation et à la compression combinées. La compression s'effectue avec des bandes de caoutchouc. Le traitement est bien supporté ; dès les premiers jours, on en peut apprécier les effets. Le sein diminue de volume progressivement, et le 28 octobre, lorsque la malade demande à partir, il est revenu à peu de chose près aux dimensions du sein droit.

Résumé. Dans ce cas remarquable on peut juger de l'efficacité de la sudation, puisque dans les traitements antérieurs, la compression seule avait été employée. La sudation combinée avec celle-ci a imprimé à la réduction de l'hypertrophie une rapidité étonnante ; deux mois à peine ont suffi pour effacer l'énorme différence de volume qui existait entre les deux seins.

Les nombreuses observations qui précèdent ont été prises avec tout le soin possible, et peuvent être considérées comme absolument concluantes. Aussi, sont-elles les seules que nous rapportions en détail, en en laissant de côté beaucoup d'autres incomplètes, qui, à cause des lacunes qu'elles présentent, n'offrent plus le même intérêt ni la même valeur. Qu'il nous suffise de rappeler qu'elles se rapportent à diverses affections chirurgicales que nous pouvons grouper de la manière suivante : arthrite blennorrhagique (5 cas), arthrite rhumatismale (12 cas) contusions articulaires (15 cas), d'ailleurs de l'histoire de ces nombreux cas, ne ressort aucune conclusion qui ne puisse concorder avec les résultats acquis chez les malades dont nous nous occupons ici plus spécialement.

Ces effets de la sudation d'autant plus importants à considérer qu'il s'obtiennent avec une constance remarquable, ne s'observent guère qu'au niveau même de la lésion traitée.

En ce qui concerne l'influence de ce mode thérapeuthique sur le reste de l'économie, elle est le plus souvent nulle, on s'assure bien vite qu'on ne saurait y attacher une valeur quelconque, ni rien en tirer qui puisse servir à notre enseignement.

Les effets locaux de la sudation dans les affections articulaires sont de divers ordres : en premier lieu, les malades accusent une diminution marquée de la douleur, secondairement les autres symptômes de la maladie s'amendent pour disparaître dans un temps relativement court, comme le prouvent nettement les observations de contusions articulaires du pied, du coude, etc., d'arthrites avec épanchement du genou, de synovites blennorrhagiques du poignet, d'arthrites blennorrhagiques tibio-tarsiennes, etc. L'inflammation articulaire, en même temps que l'épanchement, diminue de plus en plus jusqu'à cesser entièrement et permettre la récupération complète du mouvement.

A. *Douleur* — La douleur s'apaise généralement dès le premier jour du traitement et continue à décroître jusqu'au quatrième jour, où elle cesse, pour ne plus reparaître. Dès la première nuit, les malades sont plus calmes et dorment mieux. Cette sédation rapide doit vraisemblablement être attribuée à un commencement de diminution de l'épanchement sous l'influence de la sudation. Et comme nous le verrons plus loin, c'est bien à ce moment en effet que les sueurs sont secrétées en plus grande abondance. La tension des tissus provoquée par l'épanchement est dès lors assez rapidement moindre pour qu'au commencement du 5e jour les malades ne souffrent plus.

B. — *Disparition de l'épanchement et de l'inflammation articulaire.* Comme nous venons de le dire, l'inflammation de l'articulation et l'épanchement diminuent dès qu'on a procédé à l'application du pansement et continuent graduellement à se produire jusqu'au 8e jour où l'articulation se montre avec son aspect à peu près normal, où l'on ne distingue plus autour d'elle que cet empâtement consécutif à ces lésions, où enfin on peut entreprendre de lui faire exécuter quelque légers mouvements.

Les résultats observés chez les divers malades dont nous relatons l'histoire doivent bien, à n'en pas douter, être attribués à l'action de la secrétion sudorale abondante qui fut provoquée localement. Pour le prouver, nous n'avons qu'à comparer la quantité de sueur obtenue pendant les premiers jours du traitement, au moment où l'épanchement articulaire est à son maximum, et celle recueillie quelques jours après, quand l'épanchement a déjà sensiblement diminué. Pour arriver à des déterminations sûres à cet égard, la méthode des pesées était la seule qu'il fût possible d'employer. Or l'étude des chiffres indiqués par chacune de ces pesées, nous conduit à cette conclusion que : dans les cas d'épanchement et surtout d'épanchement traumatique, la quantité de sueur secrétée sous l'influence de l'appareil ouaté, est sensiblement en raison directe du volume de l'épanchement.

Lors donc que celui-ci décroît, la production sudorale devient moindre. Pour donner une idée plus précise de cette relation, nous reproduisons dans ce court tableau les quantités moyennes de sueurs obtenues d'une part au moment où le gonflement articulaire déterminé par le liquide épanché est à son apogée, et d'autre part quand l'épanchement a notablement diminué :

	Maximum de l'épanchement	Epanchement en voie de disparition
Obser. I	8 gr. 3	5 gr. 5
» 2	10 — 6	5 — 5
» 3	7 — »	5 — 6
» 4	5 — 6	5 — »
» 5	4 — 1	3 — 6
» 8	10 — 2	6 — »
» 9	10 — 2	7 — 5
» 14	5 — 1	3 — »
» 17	8 — »	4 — »
» 27	7 — 3	6 — »

Les rapports qui résultent de ces chiffres cessent au moment où le liquide épanché dans l'articulation a disparu à peu près entièrement ou d'une manière complète. Sur l'homme sain, les expériences montrent en effet que la quantité de sueur obtenue par notre appareil est relativement considérable. Sur nous-même, en effet, nous avons pu recueillir des sueurs assez abondantes pour que leur poids surpassât celui des sécrétions sudorales de quelques-uns de nos malades, au début de leur traitement. Il faut pour expliquer ce fait, se rappeler les conditions spéciales où nous nous trouvions, le soin plus grand et plus méticuleux que nous mîmes à instituer l'expérimentation, etc.

Mais quoi qu'il en soit, et toutes choses égales d'ailleurs, les chiffres que nous rappelons pour chaque observation n'ont de valeur qu'autant qu'on les compare les uns aux autres. Or ils indiquent clairement que rien n'est plus rationnel que de provoquer le plus de sudation possible toutes les fois que l'on se trouvera en présence d'un épanchement intra-articulaire, qu'il soit d'ailleurs séreux, sanguinolent ou franchement sanguin .

En outre, comme la sécrétion sudorale est d'autant plus abondante que l'atmosphère ambiante est moins chargée d'humidité, il sera nécessaire de changer au moins toutes les 24 heures le pansement sous peine d'arrêter la diaphorèse ou du moins d'en diminuer l'importance.

C. — *Retour des mouvements articulaires.* — Une fois l'épanchement disparu, les mouvements à imprimer à l'articulation doivent tout d'abord être très peu étendus pour ne pas risquer de reproduire les symptômes inflammatoires enrayés. Le séjour au lit est de rigueur absolue; mais on pourra, suivant les circonstances, ne pas recourir à l'emploi de la gouttière et se contenter d'une demi immobilité. Dans les cas offrant plus de gravité, la gouttière trouvera son application. Dans les contusions du genou, l'absence de raideurs articulaires, obtenue par une diaphorèse ocale abondante, est un fait important à signaler, et qui trouve son explication dans la nature du milieu même que le pansement a créé autour de l'articulation. Des sueurs abondantes étant sécrétées à ce niveau et ne pouvant, grâce à l'appareil, s'éliminer au dehors par évaporation, saturent d'une humidité chaude la couche d'air intercalée entre le tégument cutané et les couches de coton qui l'entourent. La région soumise à ce mode de traitement se trouve ainsi exposée à une sorte de bain de vapeur de longue durée, et d'une action d'autant plus puissante.

Il résulte enfin de nos observations que les complications qui surgissent si fréquemment après les contusions du genou, ne se produisent jamais, et le nombre des faits constatés est suffisant pour nous permettre de généraliser ainsi, quand le traitement a été institué à temps et dans les conditions que nous avons fait connaître.

AFFECTIONS DIVERSES

Comme on l'a vu plus haut, la plupart des malades qui furent soumis à notre observation présentaient des lésions articulaires. Sans insister plus longuement sur l'excellence du moyen thérapeutique que nous proposons contre ces nombreuses affections, nous rappellerons en terminant quelques cas isolés d'autres maladies chirurgicales où la sudation a donné lieu au meilleur résultat. L'observation de sclérose palmaire est aussi concluante que possible. Celle de torticolis traitée par le même moyen, quoique moins remarquable à beaucoup d'égards, mérite cependant d'être signalée.

Enfin, dans un grand nombre de circonstances, la sudation peut être employée non plus d'une manière exclusive, mais combinée avec d'autres moyens thérapeuthiques. C'est ainsi que dans un cas d'hypertrophie simple de la mamelle, on obtint la guérison par la compression aidée de notre appareil sudorifique. Nul doute que l'hypersécrétion sudorale n'ait contribué dans une large mesure à la résolution de l'hypertrophie mammaire. On peut en dire autant de l'observation d'hydarthose du genou. Là encore la compression fut employée, en même temps qu'on eut recours à la sudation. D'ailleurs, il est de pratique usuelle en chirurgie, bien que depuis longtemps on ait reconnu les avantages des agents compressifs dans le traitement des hydarthroses, de faire des applications répétées de vésicatoires sur le genou, et de combiner ainsi deux moyens dont le résultat en semblable occurrence est de hâter la guérison. Or, les vésicatoires peuvent être ici avantageusement remplacés par les agents capables de provoquer une hypersécrétion sudorale ; celle-ci ayant pour effet, comme nous l'avons vu, de combatre l'inflammation intraarticulaire et de la synoviale, et de favoriser l'élimination au dehors d'une grande quantité de liquide, dont l'abondance est d'autant plus grande, que l'appareil qui en détermine l'issue a une action qu'on règle et qu'on prolonge à volonté.

CONCLUSIONS

1º Une couche de coton d'une certaine épaisseur, recouverte d'une simple toile gommée, constitue un appareil à sudation assez parfait pour donner par vingt-quatre heures des quantités de sueurs qui se chiffrent par plusieurs grammes.

2º L'appareil agit et par l'hypersécrétion sudorale qu'il détermine, et par la chaleur humide qu'il entretient autour de la région soumise au traitement

3º S'il est nécessaire d'agir par l'élimination d'une plus grande quantité de sueurs, il est indispensable de changer l'appareil toutes les 24 heures.

4º La sudation locale étudiée surtout dans les affections articulaires traumatiques ou simplement inflammatoires, a donné les résultats suivants : 1º diminution rapide et disparition de la douleur ; 2º diminution et guérison des épanchements séreux ou sanguins; 3º absence ou moindre durée des raideurs articulaires consécutives, et prompt retour des mouvements de l'articulation.

9 782014 108699